IMPRESSIONS DE VOYAGE

D'UN MÉDECIN

LONDRES, STOCKHOLM, PÉTERSBOURG, MOSCOU, NIJNI-NOVGOROD, MÉRAN, VIENNE, ODESSA

LETTRES

ADRESSÉES A LA GAZETTE MÉDICALE DE PARIS.

PAR

le Dr Th. de VALCOURT

Docteur en médecine et licencié en droit des Facultés de Paris,
membre de la Société de médecine légale
et de la Société médicale d'émulation de Paris, du « College of physicians »
de Philadelphie (U. S.),
de l'Académie royale de médecine de Suède,
des Sociétés médicales de Reims, Chambéry, etc.,
médecin à Cannes (Alpes-Maritimes).

PARIS

ADRIEN DELAHAYE, LIBRAIRE

Place de l'École-de-Médecine.

1872

IMPRESSIONS DE VOYAGE

D'UN MÉDECIN.

DU MÊME AUTEUR

Climatologie des stations hivernales du midi de la France (Pau, Amélie-les-Bains, Hyères, Cannes, Nice, Menton).

Un volume in-8º. Prix. . . . . 3 fr.

Conditions sanitaires des armées pendant les grandes guerres contemporaines. Brochure grand in-8º. Prix. . . . . 1 fr.

Cannes et son climat. Seconde édition, revue et augmentée, accompagnée de deux vues photographiques et de trois tableaux météorologiques, gravés sur pierre. Un volume in-12. Prix. . . 3 fr.

Ouvrage traduit en allemand et en anglais.

Les Institutions médicales aux États-Unis de l'Amérique du Nord. Rapport présenté à Son Exc. le Ministre de l'Instruction publique. Un volume in-8º. Prix. . . . . 3 fr

Notes météorologiques. Brochure grand in-8º. — Prix : 60 centimes.

IMPRESSIONS DE VOYAGE

D'UN MÉDECIN

LONDRES, STOCKHOLM, PÉTERSBOURG, MOSCOU,
NIJNI-NOVGOROD, MÉRAN, VIENNE, ODESSA

LETTRES

ADRESSÉES A LA **GAZETTE MÉDICALE DE PARIS.**

PAR

le Dr Th. de VALCOURT

Docteur en médecine et licencié en droit des Facultés de Paris,
membre de la Société de médecine légale
et de la Société médicale d'émulation de Paris, du « College of physicians »
de Philadelphie (U. S.),
de l'Académie royale de médecine de Suède,
des Sociétés médicales de Reims, Chambéry, etc.,
médecin à Cannes (Alpes-Maritimes).

PARIS

ADRIEN DELAHAYE, LIBRAIRE
Place de l'École-de-Médecine.

1872

TABLE DES MATIÈRES.

IMPRESSIONS DE VOYAGE

D'UN MÉDECIN

A M. de Ranse,

Rédacteur en chef de la *Gazette médicale de Paris*.

Monsieur le Rédacteur et cher confrère,

A mon passage à Paris, vous avez accepté, pour la GAZETTE MÉDI-CALE, l'envoi de mes impressions de voyage : je commence aujourd'hui, mais en vous prévenant que le peu de semaines dont je dispose pour cette excursion ne me permet pas de séjourner dans chacune des villes que je visite aussi longtemps qu'il le faudrait pour y analyser tout ce qu'elles offrent d'instructif et d'intéressant. Ce n'est donc qu'un simple aperçu que je donnerai ici.

L'ENSEIGNEMENT CLINIQUE A LONDRES.

Londres, 20 juillet 1871.

C'est pour la quatrième fois que je me trouve dans la grande cité de l'Angleterre, la capitale du commerce maritime européen, et je

suis encore bien loin d'en connaître toutes les ressources médicales.
Il faudrait une année tout entière pour visiter ses nombreux hôpitaux, suivre ses laborieuses cliniques illustrées par les Fergusson,
les Gull, les Paget, les Curling, les Thompson. Londres renferme de
vastes hôpitaux généraux, comme le Guy's hospital, l'University
College, le St-Thomas hospital, etc., et beaucoup d'établissements
spéciaux pour les maladies de la peau, des yeux, de la gorge, pour
les fistules, les cancers, la phthisie, etc. La plupart de ces institutions sont soutenues par des contributions volontaires; plusieurs
offrent aux étudiants un ensemble de cliniques, de cours théoriques
et pratiques formant un enseignement médical complet. Cette liberté
de l'enseignement entretient l'émulation des professeurs et des élèves
et multiplie les foyers d'instruction; mais il en est résulté, comme
aux Etats-Unis, un grand abus dans la collation des grades.

L'opinion publique médicale s'est émue des inconvénients que pré-
sentait ce défaut d'uniformité, aussi le *Royal College of surgeons and
physicians* pour Londres, et le **Medical Council** pour toute l'Angleterre,
réunissent-ils leurs efforts afin de maintenir la liberté des études et
d'assurer la capacité et l'honorabilité des membres du corps médical
en exigeant des diplômes sérieux.

L'épidémie de variole sévissant depuis quelques mois en Angleterre paraît être en voie de décroissance; mais elle a déjà coûté la
vie à plusieurs milliers de personnes, principalement à Londres et
dans le sud de l'Angleterre; l'Ecosse et le pays de Galles ont été
presque épargnés. Il est évident que l'intensité de cette épidémie n'a
pas d'autre cause que la négligence apportée aux vaccinations. Malgré la loi, beaucoup de parents ne font pas inoculer leurs enfants.
C'est ainsi qu'à Manchester, l'enquête domiciliaire a déjà fait décou-
vrir 5,000 enfants non vaccinés.

Londres vient de perdre un de ses médecins les plus distingués,
le docteur *Thomas Haukes Tanner*, enlevé à l'âge de 46 ans au moment où il atteignait la position la plus élevée comme praticien et
comme écrivain.

Les ouvrages du docteur Tanner sont classiques en Angleterre ; ils embrassent les sujets les plus variés; le plus répandu a pour titre : *The practice of medicine*, en deux forts volumes. Cet ouvrage a en Angleterre une vogue analogue à celle qu'a eue si longtemps la *Pathologie interne* de Grisolle.

« Le grand secret des succès du docteur Tanner, dit la LANCET, tant comme écrivain que comme praticien, tenait au caractère essentiellement pratique de ses travaux. »

Lundi dernier a eu lieu dans Willis' Room le banquet offert par le corps médical anglais aux directeurs des ambulances françaises, les docteurs Ricord et Demarquay, et à MM. de Flavigny et Serrurier.

Près de cent cinquante médecins anglais avaient tenu à assister à cette démonstration toute pacifique de sympathie et de cordialité pour nos illustres confrères et notre malheureuse patrie. — Sir William Fergusson présidait le banquet; M. Busk, président du Royal College of surgeons, M. Burrows, président du College of physicians, M. Hilton, président de la Société pathologique, M. Curling, président de la Société de médecine et de chirurgie, étaient au nombre des convives, ainsi que Paget, Erichsen, sir Henry Thompson, sir Alex. Armstrong, directeur du service médical de la marine, et bien d'autres célébrités. La médecine française, outre les deux héros de la fête, était représentée par les docteurs Guéneau de Mussy, de Meric et Legrand. J'ai eu le regret d'arriver à Londres trop tard pour être l'un des assistants, mais je tiens d'un témoin oculaire que parmi les nombreux toasts portés dans cette réunion si fraternelle et si cordiale, le plus remarqué a été celui de sir William Fergusson qui, avec une grâce parfaite, a fait l'éloge de la médecine et de la chirurgie françaises, rappelant que c'est à la France qu'on doit deux des plus belles inventions médicales modernes, le stéthoscope et la lithothritie, et que nos chirurgiens civils ont, dès longtemps, donné des preuves d'abnégation et de courage patriotique, par exemple Ambroise Paré au siége de Soissons.

La première chose à faire, pour un médecin étranger, désirant fixer l'emploi de son temps en visitant les hôpitaux de Londres, est d'acheter un numéro d'un des trois grands journaux de médecine, The Lancet, The British medical Journal ou The medical Times and Gazette. Chacun d'eux contient l'indication des jours et heures où auront lieu des opérations chirurgicales dans les divers hôpitaux. C'est là un exemple qui devrait être suivi par la presse médicale de Paris. Quelquefois même, si une opération particulièrement intéressante doit être pratiquée, elle est spécialement indiquée et plusieurs jours à l'avance.

J'achetai donc le British medical Journal et trouvai pour le mercredi (sans parler ici des autres jours de la semaine) la liste suivante des séances d'opérations dans les hôpitaux, savoir :

Saint-Barthélemy, à 1 heure 30.

Sainte-Marie, à 1 heure 30.

Middlesex, à 1 heure.

University College, à 2 heures.

Saint-Thomas, à 1 heure.

Hôpital de Londres, à 2 heures.

Ophthalmic royal, à 11 heures.

Hôpital du Nord, à 2 heures.

Samaritaine, pour les femmes et les enfants, à 2 heures 30.

Hôpital des cancéreux, à 3 heures.   .

Collége du roi, à 2 heures.

Je me rendis à Middlesex, où je désirais rencontrer le docteur Morgan.

Les chirurgiens d'un même hôpital opèrent à la même heure et devant tous les élèves réunis, dans le même amphithéâtre, les malades des salles dont ils ont la direction ; ils expliquent en peu de mots le diagnostic et le mode opératoire, mais font très-rarement une leçon clinique suffisamment développée.

Ce jour-là les chirurgiens anglais avaient cédé leurs droits au docteur Sayre, le célèbre professeur de chirurgie orthopédique de New-York. Il part demain pour Paris ; plusieurs des lecteurs de la Gazette auront certainement l'heureuse chance de le rencontrer dans les hôpitaux, et de l'entendre exposer en anglais ses inventions de chirurgie pratique. Qu'il me soit néanmoins permis de reproduire

9

ici la leçon sur la coxalgie, à laquelle j'ai eu la bonne chance d'assister, avec les chirurgiens et les élèves de l'hôpital de Middlesex.

N'ayant pas recueilli de notes au moment même, j'écris ici de mémoire, mais avec un souvenir très-net. Pour plus de facilité de rédaction, je vais laisser parler le professeur.

LEÇON DU DOCTEUR SAYRE (DE NEW-YORK) SUR LE TRAITEMENT DE LA COXALGIE.

« Messieurs,

« La coxalgie est une maladie bien commune, et qui a été l'objet de nombreux travaux. J'en ai vu, pour ma part, des centaines, je dirai même des milliers de cas. Le sujet est trop vaste pour que je puisse l'embrasser tout entier dans cette seule leçon; je me bornerai donc à m'occuper ici, non des cas où il faut ponctionner un épanchement purulent, ou réséquer l'articulation coxo-fémorale, mais seulement de la maladie à une période moins avancée.

« Vous avez devant vos yeux deux enfants actuellement en traitement à l'hôpital de Middlesex et âgés tous deux de 10 ans environ.

« Occupons-nous d'abord de celui qui est le moins malade.

« La démarche de cet enfant est à peine claudicante; en sorte que ses parents pourraient le croire en parfaite santé, mais un médecin expérimenté ne peut s'y tromper. De plus, en faisant tenir le petit malade debout et immobile, on s'aperçoit qu'il fait porter la majeure partie du poids de son corps sur la jambe indemne, tandis que l'autre a le genou légèrement porté en avant, les muscles de la cuisse sont aplatis, le pli de la fesse est plus bas et moins marqué. Si maintenant vous faites coucher le patient, il est facile de faire exécuter à la jambe saine tous les mouvements de flexion et de rotation, même les plus étendus; tandis que si vous fléchissez fortement la jambe malade sur l'abdomen, et que vous imprimiez dans cette position des mouvements de rotation, l'enfant se plaint et s'efforce par une tension musculaire d'empêcher ce mouvement de rotation, si particulièrement pénible pour lui.

« Lorsque le mal est plus enraciné, les mouvements de flexion et ceux de latéralité sont tous douloureux; de là, tension musculaire, immobilité de l'articulation qui pourrait faire supposer l'existence d'une ankylose à un observateur inexpérimenté.

« Quelle que soit la cause réelle de la coxalgie, la première modification anatomique qui survient est un épaississement des surfaces cartilagineuses de l'articulation; elles deviennent sèches et rugueuses, ce qui provoque des douleurs à chaque mouvement, contraction des muscles, compression réciproque des surfaces articulaires, compression qui devient elle-même une des causes principales d'aggravation de la maladie. C'est d'après ce principe qu'on cherche à obtenir l'extension continue du membre malade. Le problème consiste donc à empêcher la compression intraarticulaire, tout en évitant une tension musculaire trop grande et une immobilité constante qui amène de graves désordres, savoir : la désorganisation, la fonte purulente des surfaces articulaires et l'ankylose.

« C'est pour répondre à ces diverses indications que j'ai imaginé un appareil spécial, dont je vais faire l'application sous vos yeux à notre jeune malade.

« Il me faut pour cela des bandes de diachylon, des bandes de toile, l'appareil lui-même est en acier. Voici comment il faut procéder :

« 1º Coupez deux longues bandes de diachylon; à l'une des extrémités de chacune de ces bandes, faites coudre une lisière en toile. Appliquez ces deux bandes le long de la jambe malade, en sorte que la lisière dépasse le pied; fixez le diachylon au moyen d'une bande de toile ordinaire, de façon à couvrir le pied et la jambe jusqu'au genou. Les bandes de diachylon doivent avoir une longueur presque égale au membre inférieur tout entier; afin que lorsque la bande de toile a recouvert le diachylon jusqu'au genou, on renverse de haut en bas la partie de diachylon encore libre, et on la recouvre encore avec quelques tours de toile.

« 2º Taillez deux bandes de diachylon en forme de cônes, cousez au sommet de chacun de ces cônes des attaches en toile; fixez le diachylon le long de la cuisse à l'aide d'une bande de toile et de façon à ce que les attaches demeurent libres, l'une près du condyle externe, l'autre près du condyle interne. Ces préparatifs terminés, appliquez mon appareil.

« 3° L'appareil consiste en une tige d'acier pouvant être allongée ou raccourcie à volonté au moyen d'un encliquetage. Cette tige, par son extrémité supérieure, tourne sur un pivot libre monté dans une pelote semblable à celle du bandage herniaire ; par son extrémité inférieure, elle est terminée par un demi-cercle également en acier ; ce demi-cercle est rivé à angle droit à la tige principale, de façon à embrasser la demi-circonférence antérieure de la cuisse au-dessus des condyles. Les deux extrémités du demi-cercle sont terminées par des boucles de bretelle.

« Voici comment l'appareil s'applique sur le malade :

« Le membre inférieur est placé aussi bien que possible dans sa position normale et dans l'extension ; — depuis le commencement de l'application du bandage ne doit pas être discontinuée, et, dans ce but, un aide-chirurgien exerce une traction en prenant le pied du malade à pleines mains.

« La pelote de l'appareil est posée sur l'os coxal au-dessus du grand trochanter et le long de la crête supérieure de la hanche ; elle est maintenue à l'aide d'un sous-cuisse ordinaire. Ceci est pour obtenir la contre-extension. Quand à l'extension, elle est obtenue en fixant les attaches du bandage de diachylon aux boucles de l'arc de cercle terminant l'appareil. On se rappelle que ces attaches émergent auprès et au-dessus du condyle interne et du condyle externe. Ce procédé donne ainsi le moyen de procurer l'extension des muscles et la cessation du rapprochement forcé des surfaces articulaires coxo-fémorales, tout en conservant les mouvements de la cuisse en avant et en arrière ; les mouvements d'adduction et d'abduction sont supprimés.

« Les coxalgiques se trouvent merveilleusement dans cet appareil ; ils peuvent le conserver longtemps et s'habiller comme auparavant. Un malade désire-t-il en être débarrassé pendant la nuit, il faut alors le coucher sur son lit les pieds un peu plus haut que le bassin et suspendre un poids aux attaches fixées près des pieds : on pourra alors enlever l'appareil ; l'extension sera maintenue. Le lendemain matin l'appareil devra être replacé. Quant au bandage lui-même, il peut être conservé sans inconvénient pendant plusieurs mois.

« J'ai appliqué devant vos yeux ce système à celui de nos coxalgiques le moins gravement atteint, et vous voyez qu'il marche sans difficulté. Otons-lui maintenant l'appareil en ayant soin de faire cesser graduellement l'extension, afin d'empêcher la douleur, et vous remarquez qne de lui-même l'enfact place sa main près du condyle interne et continue autant qu'il le peut, l'extension musculaire que lui procurait l'appareil.

« Le second malade que nous avons sous les yeux est dans une période beaucoup plus avancée de la maladie. Les traits du pauvre enfant expriment la souffrance ; il redoute le moindre contact ; le membre inférieur est fortement déjeté en dehors et en avant. Néanmoins, en exerçant méthodiquement et avec beaucoup de douceur l'exteusion, nous arrivons à remettre le membre dans une meilleure position. Si une semblable manœuvre était effectuée les jours suivants après l'application de l'appareil, j'obtiendrais certainement une direction encore meilleure de la jambe.

« Vous voyez l'enfant trembler et se roidir, mais grâce à une extension méthodique et à l'application du bandage et de l'appareil, examinez sa physionomie ; elle s'épanouit ; le petit malade vous dit que depuis longtemps il ne s'est pas trouvé aussi bien ; il marche même un peu. »

En effet, ce pauvre petit se tient sur ses jambes et fait quelques pas, ce qui ne lui était arrivé depuis longtemps, et la leçon se termine au milieu des applaudissements.

DE L'EDUCATION PUBLIQUE ET DES INSTITUTIONS MÉDICALES EN SUÈDE.

Mer Baltique. 29 juillet 1871.

Quelques heures après vous avoir envoyé ma lettre datée de Londres, je me suis embarqué pour Gothenbourg sur le steamer anglais *Louise et Fanny*. Les passagers étaient tous Suédois ou Anglais. Comme cela m'arrive presque constamment en voyage, je ne rencontrai aucun compatriote. Mes compagnons de route, en apprenant ma nationalité, me demandèrent en riant, mais au fond très-sérieusement, si je venais de Paris et quel était le but de mon voyage ; cette enquête n'avait pas lieu de m'étonner, car Londres est le rendez-vous des fauteurs de la Commune. Lorsque je les eus rassurés, ils furent polis, les Suédois surtout, dont les sympathies pour la France sont très-réelles. Gothenbourg est le principal port de la Suède ; c'est une ville neuve et en pleine prospérité. De là je me rendis par le canal de Gotha et le lac Wenner à Torreboda, puis par le chemin de fer à Stockholm. La capitale suédoise est dans la plus belle situation qui soit au monde ; construite sur trois îles, elle offre de tous côtés des sites ravissants. De petites chaloupes à vapeur parcourent la ville dans tous les sens, et conduisent plus loin à de charmantes maisons de campagne. L'animation règne partout pendant l'été ; mais en hiver, il n'en est pas de même ; les communications sont interrompues et deviennent impossibles sur une grande étendue de la Suède. La rigueur du climat rend d'autant plus remarquables les immenses progrès accomplis par ce petit pays pendant ces dernières années, progrès qui ont été réalisés grâce à l'*éducation publique*.

L'instruction du peuple rencontrait des difficultés d'autant plus sérieuses que la Suède est un pays pauvre et peu peuplé, surtout dans le nord; néanmoins, on est arrivé à des résultats surprenants. Chaque centre de population possède une ou plusieurs écoles primaires. Dans les villes sont installées des écoles secondaires. Enfin *Upsal* et *Lund* ont des Universités complètes, et *Stockholm* une école de médecine, outre plusieurs écoles spéciales.

Dans les cantons où la population est très-disséminée, l'instruction des enfants est assurée au moyen d'*écoles ambulantes*. Le maître d'école se transporte partout où se trouvent quelques enfants.

L'instruction est gratuite et obligatoire. Les parents ne sont pas tenus à envoyer leurs enfants aux écoles du gouvernement, mais ils doivent alors prouver que l'instruction est donnée par quelque autre moyen. Il faut que l'enfant apprenne à lire, écrire et compter. Les maîtres d'école et les professeurs reçoivent des appointements relativement beaucoup plus élevés qu'en France. Toutes les écoles sont laïques.

Voici pour l'instruction primaire et obligatoire. Quant aux établissements d'instruction secondaire et universitaire, ils sont gratuits et accessibles à tous ceux qui passent l'examen d'admission. Les études médicales mêmes sont complétement gratuites. Le développement intellectuel a élevé le niveau moral et la prospérité du pays, affirmé la stabilité du gouvernement, amené la liberté et le respect de la religion; c'est le plus sûr rempart contre le socialisme. Le peuple, recevant une instruction solide, ne se laisse pas conduire par des meneurs utopistes ou ambitieux. Je me suis laissé entraîner un peu loin et arrive à ce qui concerne spécialement la médecine.

La Suède possède deux Universités, l'une à Upsal, l'autre à Lund; la première compte environ 1,200 étudiants, la seconde 4 à 500. Les jeunes gens qui se destinent à la médecine subissent un examen analogue à notre baccalauréat ès lettres et ès sciences, puis sont admis à commencer leurs études médicales, dont la première période a une durée de trois ans et un minimum de huit mois de service à l'hôpital. Cette première période se termine par l'examen des « candidats en médecine, » portant sur l'anatomie et physiologie, pharmacologie, diagnostic médical, etc. Les élèves vont alors achever leur études à

Stockholm. Ils doivent suivre les cliniques du « Seraphiner lazaret »
pendant un an, puis consacrer quatre mois à la clinique des maladies
des enfants, quatre mois à la Maternité, deux mois aux aliénés, deux
mois aux vénériens.

Les élèves ont le droit, s'ils le désirent, de faire en même temps
leur stage à la clinique des enfants et à la Maternité, puis à la clinique des aliénés et à celle des vénériens.

Le nombre total des élèves étant à Stockholm de 50 à 70, il est facile aux professeurs de connaître chaque étudiant ; de partager entre
eux le service hospitalier et de se faire lire les feuilles d'observations
cliniques au lit du malade, feuilles qui sont obligatoires. Pendant la
durée de leur stage à la Maternité, les étudiants sont logés dans l'é-
tablissement.

Le professeur Malmessen eut l'obligeance de me faire visiter lui-
même son service de clinique ; les salles sont petites, bien aérées,
parfaitement propres. L'année scolaire étant terminée, j'eus le regret
de ne pas entendre de leçon. L'institut anatomo-pathologique est situé tout près de l'hôpital ; il est neuf, et son installation est si bien
comprise qu'il pourrait nous servir de modèle. Le rez-de-chaussée
est consacré à la morgue, à la salle des morts provenant de l'hôpital
et à un dépôt de chiens et de lapins pour les expériences physiologiques. Une salle arrangée un peu en chapelle est destinée au service
d'enterrement ; le public y trouve accès par une porte spéciale, sans
communication avec le reste du bâtiment.

Au premier étage sont réunis les amphithéâtres et laboratoires
d'anatomie pathologique et de chimie. On trouve, d'un côté, un amphithéâtre avec estrade et plusieurs tableaux noirs pour le professeur
Les élèves ont des bancs à dossier et des tables pour écrire. La salle
d'autopsie est très-vaste, éclairée par des fenêtres sur trois côtés ;
les tables pour les cadavres sont en marbre ; chacune est munie d'un
robinet pour l'eau froide et d'un autre pour l'eau chaude ; l'écoule-
ment de l'eau est assuré par un tuyau pour chaque table ; la salle
est planchéiée et toujours propre. Les cadavres sont amenés du rez-
de-chaussée au moyen d'une trappe élévatoire. Enfin il existe des
laboratoires pour le professeur, pour ses aides et pour les élèves. A

l'entrée des salles se trouvent des porte-manteaux et plusieurs lavabos d'une propreté irréprochable.

Je crois qu'il serait difficile d'imaginer un ensemble plus complet pour favoriser les recherches théoriques et pratiques d'anatomie normale et pathologique.

Quant au département affecté à la chimie, il n'est pas moins bien partagé : l'amphithéâtre, orné du buste de Berzelius, est meublé de bancs en bois, à siéges mobiles, comme ceux des stalles d'orchestre des nouveaux théâtres de Paris. J'insiste sur ces détails d'organisation purement matérielle ; une bonne installation ayant indirectement l'avantage de favoriser l'attention des élèves qui n'ont pas à redouter d'être salis par les pieds de leurs voisins et ont la possibilité de prendre des notes sans être astreints à rester repliés sur eux-mêmes pendant des heures entières. Les laboratoires de chimie, consacrés, les uns aux professeurs, les autres aux travaux pratiques des élèves, sont vastes ; chaque élève possède une armoire et une place pour lui seul ; les réactifs, de l'eau et un bec de gaz sont à sa portée. L'usage des laboratoires est, comme tout le reste, entièrement gratuit. Une pièce spéciale est réservée aux expériences dangereuses, une autre au fourneau de distillation.

Le musée d'anatomie pathologique, de création récente, n'est pas encore bien riche ; j'y ai remarqué le squelette et le moule en plâtre d'une jeune fille morte à l'âge de 14 ans, née des rapports incestueux d'un père et d'une fille. Elle était rachitique, difforme au suprême degré, et de plus hydrocéphale. J'ai pris moi-même les dimensions de la tête. Les voici :

Diamètre antéro-postérieur	0^m,30
— pariétal	0^m,24
— occipito-mentonnier	0^m,35
Circonférence du crâne	0^m,86

La longueur totale du corps était de 1^m,35.

Le docteur Kjielberg eut ensuite l'amabilité de me faire visiter l'hôpital des Enfants et la Maternité.

Dans le premier de ces établissements, on a toujours soin de conserver une salle libre pour y transporter les enfants d'une autre salle en cas d'urgence. Les malades atteints de maladies contagieuses sont dans un bâtiment à part. J'ai remarqué dans la cour, pour la récréation des enfants, de petits hangars munis de plancher afin d'éviter le froid aux pieds. M. Kjielberg se loue beaucoup de l'influence salutaire d'une atmosphère saturée de vapeur pour les cas de croup; l'expectoration et le détachement des fausses membranes sont, dit-il, grandement facilitées.

L'hôpital de la Maternité est composé de trois bâtiments, parmi lesquels deux sont destinés aux femmes en couches; ils sont utilisés tour à tour; un d'eux reste constamment libre. Le troisième bâtiment renferme l'appartement du directeur, du médecin interne, et douze chambres mises gratuitement à la disposition des élèves pendant leurs quatre mois de stage à la Maternité.

Les femmes en couches restent généralement à la Maternité pendant dix jours; après ce laps de temps, celles qui sont malades sont transportées à l'hôpital; les filles-mères qui n'ont pas de moyens d'existence sont reçues pendant huit mois dans une maison spéciale; elles allaitent leur propre enfant et un nourrisson. On met à leur disposition autant de bon lait de vache qu'il en faut pour compléter la nourriture des bébés. Après les huit mois, elles ont le droit de déposer leurs enfants à l'établissement des Enfants assistés; le gouvernement paye la pension de ces derniers jusqu'à l'âge de 15 ans chez des paysans qui souvent les adoptent, à moins que leur mère ne les réclame. Si la fille-mère se charge de son enfant chez elle, on lui accorde une subvention pécuniaire. Grâce à ce système, les infanticides sont devenus très-rares et la mortalité des nouveau-nés fort diminuée.

La durée totale du séjour obligatoire des étudiants à Stockholm pour leurs divers stages cliniques est donc de dix-huit mois; cela fait, ils ont l'option ou de rester à Stockholm ou de retourner dans l'une des deux Universités pendant deux années consacrées à l'achèvement des études. Alors ils sont en droit de se présenter aux examens de la licence en médecine.

Le grade de licencié confère le droit d'exercer la médecine; le doctorat s'obtient par la présentation d'une thèse, mais ce dernier titre n'est pas nécessaire pour la pratique. La durée totale des études est de huit années. Les médecins suédois savent presque tous les langues anglaise, française et allemande. J'ai trouvé sur la table de la bibliothèque de l'école les principaux journaux médicaux publiés dans ces trois langues, ainsi que la plupart des ouvrages récemment parus.

J'ai demandé à plusieurs médecins et à des étudiants ce qu'ils pensaient du cumul des trois Universités médicales dans un pays aussi petit que la Suède. Les opinions sont partagées : les uns pensent que deux Universités suffiraient, l'une à Stockholm et l'autre à Gothenbourg ; les autres sont partisans de l'organisation actuelle. Mais tous considèrent comme nécessaire l'existence de deux Universités ; la concurrence, l'émulation, disent-ils, est indispensable au progrès. Quant à l'éducation primaire obligatoire et à l'instruction gratuite à tous les degrés de l'enseignement, l'accord est unanime. Le budget de l'instruction publique est élevé en Suède, tout le monde s'en félicite ; l'éducation du peuple vivifie et moralise la nation.

P. S. Je vous écris ces lignes sur le steamer qui me conduit de Stockholm à Helsingfors ; ma prochaine lettre sera datée de Pétersbourg ou de Moscou.

DE LA SYPHILIS EN RUSSIE.

Saint-Pétersbourg, 2 août 1871.

Ma dernière lettre était datée de la mer Baltique. Je profitai pour vous écrire des loisirs de la navigation. En pays étranger, le temps est absorbé par les excursions, les explorations et les visites. Tout cela est fort intéressant, mais occasionne des fatigues. Rien, par contre, n'est plus reposant qu'une belle traversée, et j'en connais peu d'aussi charmantes que celle de Stockholm à Helsingfors. On croit, en voyant une carte, qu'il s'agit d'une longue navigation maritime; point du tout. Pendant les cinq premières heures, le vapeur glisse au milieu des îles suédoises; puis, après trois heures de mer, on trouve l'archipel des îles Aeland qui se prolonge jusqu'à Helsingfors. Cette multitude d'îles boisées, le calme et la limpidité de l'eau me rappelaient le Saint-Laurent; je me croyais transporté à nouveau sur ce beau fleuve de notre ancienne colonie du Canada. Helsingsfors, capitale de la Finlande, possède une Université et une École de médecine. La Finlande, annexée à la Russie, comme l'Alsace l'est à l'Allemagne, c'est-à-dire par la force, est restée suédoise de cœur, elle jouit encore de sa constitution particulière; l'instruction publique y est obligatoire; le niveau intellectuel de ses habitants, leurs aptitudes pour le commerce et la navigation, etc., en font un peuple à part du reste de la Russie. C'est donc jusqu'à Pétersbourg qu'il faut se rendre pour avoir une première idée de la grande monarchie. J'ai visité plusieurs hôpitaux de la capitale; je n'en donnerai pas ici la description, ce serait pour le moins inutile après le travail si complet du docteur Le Fort au point de vue des Maternités.

Mon impression générale est que ces bâtiments sont très-bien tenus; on voit que la famille impériale s'intéresse beaucoup à ce genre d'établissements publics. On y dépense des sommes considérables et la propreté y est assurée par une légion de peintres badigeant tout et partout pendant l'été. Une excellente mesure, justement appréciée en Russie, est d'avoir deux hôpitaux, les uns pour l'hiver, les autres genre « baraques, » pour l'été ; par ce moyen les miasmes ne se perpétuent pas dans les salles.

Le système des grands hôpitaux est trop généralement adopté, et bon nombre de médecins russes en reconnaissent les inconvénients.

L'établissement qui a le plus particulièremrnt fixé mon attention est le « Kalinkinsky » que le médecin en chef, le docteur Ed. Sperk, a bien voulu me montrer dans tous ses détails.

Cet hôpital, consacré aux femmes syphilitiques, renferme environ six cents lits, qui sont presque tous occupés. Les salles sont bien aérées et parfaitement propres. En été les malades passent la plus grande partie de la journée dans un grand jardin. Le traitement le plus habituellement employé est le traitement mercuriel, surtout en frictions ; on a bien vite abandonné le système d'injections sous-cutanées préconisé par Tobold et Liégeois. Les malades ont généralement bonne mine et bon teint ; ce résultat est obtenu grâce à l'hygiène et à une bonne nourriture ; le docteur Sperk pense avec raison, selon moi, que c'est là la partie la plus importante du traitement. J'étais étonné, en parcourant les salles, de ne pas voir de sujets atteints d'accidents tertiaires. En voici la raison ; il paraît que le personnel des prostituées se renouvelle dans les grandes villes russes avec une grande rapidité, dans une moyenne de cinq années. Cela tient aux habitudes et à l'organisation particulière de ce pays. L'émigration des campagnes dans les villes amène un grand nombre de jeunes filles ; c'est parmi elles que se recrutent en majeure partie les prostituées ; lorsque celles-ci, au bout de quelques années, sont plus ou moins vérolées et ont perdu leur fraîcheur, qu'enfin la prostitution n'est plus assez lucrative, au lieu de continuer à végéter dans les grandes villes, comme cela se pratique à Paris et à Londres, elles retournent dans leurs villages, où elles trouvent quelques ressources, le paysan russe étant presque toujours propriétaire ou attaché à la terre ; ces filles vont rejoindre leurs familles, plusieurs se marient ;

de là, cause de propagation de la syphilis dans les campagnes. J'ai vu au Kalinkinsky des femmes, des enfants syphilitiques qui provenaient des provinces.

Enfin les soldats transportent aussi la syphilis un peu partout, en sorte qu'à Pétersbourg on compte encore, depuis que la surveillance est organisée (ce qui est assez récent). 27 p. 100 de syphilitiques parmi les prostituées, et que, dans certaines provinces éloignées, il y a non-seulement des familles, mais presque des villages syphilisés. La saleté, la négligence et l'ignorance des habitants, le manque de soins médicaux ajoutés à ce que nous venons de dire, expliquent ces tristes résultats. L'immensité du territoire, l'éparpillement de cette population encore si abrupte, sont des obstacles sérieux pour combattre et restreindre le fléau.

L'HOSPICE DES ENFANTS TROUVÉS A MOSCOU.

Moscou.10 août 1871.

Pétersbourg a été construit sur l'emplacement choisi par Pierre le Grand, à l'embouchure de la Neva; la capitale se développe sur un terrain parfaitement plat; elle contient des palais somptueux, des églises dorées sur tranche au dehors et enchassées de pierreries au dedans, mais tout cela est de fabrique récente; il n'y a rien de pittoresque, c'est un grand Versailles port de mer. L'homme a fait des merveilles, mais sans le concours de la nature; c'est grand, mais laisse le spectateur froid. Pour bien connaître la Russie, on doit visiter Moscou; l'impression est toute différente; le Kremlin, la Ville chinoise, le Grand Bazar, les 400 églises étincelantes et bariolées, les sinuosités de la Moskowa, le Grand Boulevard; puis, hors de la ville, les collines et les couvents, tout cela a une physionomie saisissante, une originalité qui étonne et captive... si bien que j'oubliais de vous parler médecine.

Comme dans mes précédentes lettres, je ne vous raconterai pas tout ce que je vois, mais je choisis le point qui m'a frappé le plus vivement.

Que vous dirai-je, par exemple, de l'instruction publique, si ce n'est qu'il y a dans ce pays un retard d'un siècle, malgré les efforts du gouvernement, et que, sous le rapport de l'organisation matérielle des écoles de médecine, la grande Russie ne vaut pas la petite Suède. A Moscou, l'étude de l'anatomie est organisée à peu près comme dans notre vieille Ecole pratique.

La bibliothèque a une bonne installation; les élèves ont à leur disposition les journaux de médecine des divers pays et obtiennent l'achat et la lecture des livres récents.

Laissons ce sujet de côté pour aborder la question si importante dans tous les pays *des enfants trouvés*. L'hospice de Moscou est mo-

numental; il peut contenir mille nourrissons; l'installation est magni-
fique; chaque enfant a une nourrice pour lui seul. Les nourrices
sont des campagnardes qui, moyennant un salaire de 18 fr. par mois
environ, viennent à Moscou, séjournent quelque temps à l'hospice
avec les nouveau-nés que l'administration leur confie, jusqu'à ce que
ceux-ci aient été vaccinés, puis retournent chez elles avec les bébés.
Si ceux-ci sont malades, elles doivent les ramener à Moscou et rester elles-mêmes à l'hospice. Ce système coûte fort cher; néanmoins
la mortalité des enfants est effrayante. Par exemple, en l'année 1870,
14,295 enfants ont été amenés à l'hospice; dans ce nombre, 634 ont
été refusés, 10,661 ont été admis. Sur ces 10,661 il y en avait 7,660
âgés de moins de 5 jours. La mortalité a été, soit à l'hospice, soit
dans les villages, de 66 1/2 p. 100 pour les enfants âgés de 1 jour à
28 jours, et de 14 1/2 p. 100 pour ceux âgés de 28 jours à un an. La
mortalité est donc de 80 p. 100 avant un an. Ce triste résultat est
obtenu malgré la propreté et les bons soins dont les enfants sont entourés à l'hospice et malgré la surveillance exercée dans les villages
choisis pour l'industrie du nourrissage.

En France nous assistons aussi à une semblable hécatombe hu-
maine; les efforts des associations, des municipalités, les publica-
tions remarquables du docteur Brochard, etc., plaident la cause de
ces pauvres petits êtres qui succombent par milliers.

Pour moi, je suis profondément convaincu qu'il n'existe qu'un seul
moyen : il faut encourager les soins et l'allaitement maternels. Les
efforts doivent tendre à persuader aux femmes qui sont assez riches
pour le faire, de garder et de nourrir elles-mêmes leurs enfants et à
donner des secours à celles qui sont trop pauvres. La Société mater-
nelle de Mulhouse a beaucoup fait pour cela et réussit admirablement.
Dans une de mes précédentes lettres, je vous ai raconté le système
heureusement employé en Suède.

A Moscou, les enfants âgés de moins de 5 jours sont facilement
admis à l'hospice; mais si le cordon ombilical est déjà tombé, il faut
produire un certificat de baptême et donner des explications. Une
fois l'enfant admis, l'administration refuse a la mère de lui faire con-

naitre où est l'enfant; elle lui déclare seulement s'il est mort ou vivant; si celle-ci veut le reprendre, elle doit faire une pétition et quelquefois payer une indemnité, sans quoi l'enfant ne lui est pas rendu. En tous cas, la mère ne peut jamais voir l'enfant avant de s'être décidée auparavant à le reprendre. Les filles-mères sont donc amenées, par ce système, à déposer leurs enfants à l'hospice dès qu'ils sont nés, sans qu'elles aient eu le temps de s'y attacher; puis on ne laisse à l'amour maternel aucun moyen de développement. D'un autre côté, les bébés sont confiés à des femmes qui ne les prennent que pour gagner 18 fr. et qui savent que, si un enfant meurt, on ne leur adressera aucun reproche et qu'on leur donnera un autre nourrisson. Comment s'étonner ensuite de cette mortalité terrible de 80 p. 100 sur le chiffre des admissions et de 67 p. 100 dans les villages parmi les enfants qui ont résisté à la première épreuve de la vaccination et du séjour à l'hospice?

Il y a sur ce point une réforme importante à introduire dans presque tous les pays; le corps médical peut exercer une influence puissante sur l'esprit du public et travailler efficacement à cette œuvre sociale et philanthropique.

UNE EXCURSION A NIJNI NOVGOROD.

Cannes, 18 septembre 1871.

Je comptais m'arrêter à Constantinople et à Athènes, et vous adresser quelques notes sur l'organisation médicale de ces deux capitales. Malheureusement pour moi, j'ai dû renoncer à ce projet, ayant été forcé de séjourner longuement à Odessa, puis de visiter trop sommairement Constantinople et Smyrne, dans la crainte de subir sur les côtes d'Italie ou de France une quarantaine. Cette mesure sanitaire était déjà établie pour les navires à voile dans le Bosphore et annoncée à Malte, sur la nouvelle de quelques cas de choléra à Nicolaïeff et dans d'autres ports de la mer Noire.

Je ne sais pas exactement ce qui en est, à l'égard de ces dernières localités, mais quant à Pétersbourg et Moscou, je vous répète, après avoir visité les salles de cholériques, que, en tenant compte de la population, le nombre des malades n'est pas considérable ni la marche du fléau, et le pronostic aussi grave que dans les épidémies dont nous avons été témoins en France. Au moment où j'ai visité Nijni Novgorod, le choléra n'y avait pas encore fait son apparition, mais je comprends que le gouvernement russe soit particulièrement anxieux du développement que pourrait prendre l'épidémie au moment de la foire. L'emplacement est singulièrement choisi, au confluent du Volga et de l'Oka, sur un terrain tellement bas, qu'il est submergé chaque printemps et se trouve encore tout imprégné d'humidité et de flaques d'eau stagnante à l'époque de la foire. Il est vrai que l'air doit s'y renouveler continuellement, à cause du courant atmosphérique produit sous l'influence et d'après la direction des deux fleuves. Le mouvement des marchandises arrivant, soit par eau, soit par le chemin de fer, est immense; des négociants venant de l'Orient et de l'Occident se donnent rendez-vous dans cette ville si curieuse, si animée pendant un mois chaque année; puis, marchandises et individus prennent toutes les directions. Quel système de quarantaine opposer à la propagation et à la dissémination du choléra dans de telles conditions? Bien plus, avec les facilités actuelles des communications en tous pays, les quarantaines deviennent illusoires, car si le cordon sanitaire est établi d'un côté, hommes, bêtes et choses pénètrent par un autre point. Une bonne voirie et le drainage des eaux stagnantes dans les villes et dans les campagnes sont une barrière plus réelle contre la dissémination des germes que toutes les quarantaines imaginables; aussi rien de plus vrai et de plus intéressant sur ce sujet que les travaux du professeur von Petenkoffer.

On évalue à 300 millions de francs la valeur des transactions commerciales auxquelles donne lieu la foire de Nijni Novgorod. Les pelleteries, le thé, les tapis et les pierres précieuses ainsi que les autres produits de la Sibérie, du Caucase, de la Perse et d'autres nations asiatiques, sont les objets principaux de trafic.

Il est fort curieux de voir cet assemblage de marchandises si variées, mais encore bien plus intéressant d'observer les types des diverses races qu'on trouve ainsi réunies.

Au moment où le chemin de fer de Moscou me déposait à Nijni, j'eus l'occasion de trouver en gare un convoi de déportés pour la Sibérie; j'attendis quelques instants pour les voir débarquer de wagon. Ces malheureux pouvaient être au nombre de quatre cents; on me dit que pendant la belle saison, il y a un convoi semblable presque chaque semaine; les déportés, venant de tous les points de l'Empire russe, font une partie de la route à pied, une partie en chemin de fer, jusqu'à Nijni; là, ils sont embarqués sur une rivière qui les rapproche de la Sibérie; je crois que le reste du voyage se fait à pied; les prisonniers ont le droit de demander à être accompagnés par leur famille; c'est un moyen pour le gouvernement russe de coloniser l'immense Sibérie et pour les condamnés une grande consolation et une cause de relèvement moral; mais il est terrible de voir ces pauvres femmes en haillons, ces malheureux enfants à demi nus prendre le chemin de l'exil. Les hommes étaient enchaînés deux à deux; quant aux femmes et aux enfants, ceux qui étaient trop faibles étaient hissés sur des charrettes; il y avait plusieurs enfants ne sachant pas encore marcher et quelques-uns encore à la mamelle. Toute cette troupe fut mise en rang par les agents de police et acheminée vers le port d'embarquement.

Je ne connais pas assez la Russie pour apprécier son système judiciaire, mais il est certain que la déportation en Sibérie y est appliquée sur une large échelle. Les moyens de répression existent et l'intérêt de la société exige qu'ils soient souvent employés, mais recherche-t-on assez à élever le niveau moral et intellectuel du peuple? Je ne le crois pas. Et, sous ce rapport, quelle est la nation qui n'a rien à se reprocher? On constate en France l'accroissement des récidivistes. « Il est impossible de méconnaître, dit M. Dufaure dans son dernier rapport ministériel, que cet accroissement ne soit dû en grande partie à l'insuffisance du régime pénitentiaire au point de vue moralisateur. »

Comment contempler le spectacle de tant de misères sans être saisi de pitié et sans se demander : que pourrait-on faire pour diminuer ces calamités et rendre les moins dépravés, parmi ces malheureux, à eux-mêmes et à la société, par une charité vigilante et éclairée ?

STATION HIVERNALE ET EAUX MINÉRALES DU TYROL.

A M. de Ranse,

Rédacteur en chef de la *Gazette médicale de Paris*.

Méran, 25 juin 1872.

Monsieur le Rédacteur et cher confrère,

Appelé, comme l'année dernière, à me rendre pour quelques jours à Odessa, je vous enverrai, chemin faisant, le récit de ce qui peut intéresser vos lecteurs. Mon précédent itinéraire avait été : Londres, la Suède, la traversée de la Russie en chemin de fer, de Pétersbourg à Odessa, puis retour par Constantinople, Smyrne, Syra, Messine et l'Italie. Je vous adressai quelques pages datées de Londres, Stockholm, Pétersbourg, Moscou et Cannes. Cette fois-ci, pour varier j'ai franchi rapidement Nice, Gènes, Pavie, Vérone, et me voici dans le Tyrol où je désire m'arrêter quelque peu.

La Lombardie est reliée au Tyrol par un chemin de fer partant de Vérone, desservant Trent, Bolzen, Inspruck, puis bifurquant d'un côté sur Munich, de l'autre sur Salzbourg et Vienne. La ligne traverse les Alpes par le passage du Brenner. Les douanes italienne et autrichienne ne sont pas trop investigatrices ; on ne demande aucun passeport ; partout il y a des chemins de fer. Le trajet s'effectue ainsi le plus facilement du monde. Je suis descendu hier soir à la station de Bolzen, pour gagner en voiture la petite ville de Méran, station hivernale presque inconnue des Français, mais très-fréquentée par les Allemands, les Autrichiens et les Russes, et visitée par des Américains et des Anglais.

La configuration du sol et l'installation de la ville expliquent cette vogue. Méran est situé sur le versant sud des Alpes tyroliennes ; la ville est adossée à une haute montagne qui la garantit complétement

des vents du nord : un torrent, le Passer, sort d'une gorge de montagnes située au nord-est et passe au devant de Méran avec une direction est-ouest pour aller à quatre kilomètres environ se jeter
dans la rivière Etsch qui, elle, provient d'une étroite vallée nord-
ouest. Il en résulte que Méran, complétement abrité au nord, n'est
pas en butte aux courants d'air provenant des vallées de l'Etsch et du
Passer, mais profite, au contraire, des rayons du soleil auxquels la
vallée, ouverte en plein sud après la réunion des deux torrents, donne
un libre accès. La vigne, cultivée partout en manière de berceaux, et
haute comme à Evian, est vigoureuse et couverte de jeunes grappes.
Au-dessous de ces vignobles on cultive du maïs, du seigle ou des
légumes, dont la récolte est plus hâtive que celle des raisins. De
vastes hôtels, de belles villas, les uns récents, les autres encore in-
achevées, attestent la prospérité de cette station hivernale qui doit
être une concurrence sérieuse surtout pour Montreux et Vevey, car
le niveau moyen de la végétation indique une température égale à
celle des bords du lac de Genève, mais beaucoup moins élevée que
celle du littoral méditerranéen entre Toulon et la Spezzia, car il n'est
point question, à Méran, d'orangers, de palmiers et d'oliviers. La
neige entoure la vallée sur le versant nord pendant tout l'hiver, et
en juin elle n'en est pas fort éloignée, mais le climat hivernal doit
néanmoins être assez doux pour justifier la présence des habitants
du Nord de l'Europe, pour lesquels la différence climatérique est
déjà réelle.

Ce qui a fixé mon attention, surtout en visitant Méran, est le sa-
voir-faire, l'habileté de bon aloi avec laquelle la municipalité et les
médecins ont su tirer parti des avantages topographiques offerts par
la nature. Des promenades ont été dessinées sur les deux rives du
Passer et mises à la disposition du public et arrangées avec beaucoup d'art ; la rive inclinée au nord et aménagée en jardin anglais
porte le nom de promenade d'été ; celle dont la pente, dirigée au sud,
se trouve ainsi plus particulièrement favorisée des rayons du soleil,
est, dans toute sa longueur, longée par un mur, protégeant du vent
du nord, contre lequel on a planté des arbres verts, des vernis du
Japon, par exemple, ou des lauriers qui ne viendraient pas dans une

autre exposition. Deux kiosques ont été construits pour l'orchestre, lequel joue chaque jour, dans celui qui est bâti sur la promenade, s'il fait beau, ou dans celui faisant partie d'une longue galerie couverte et fermée de tous côtés, sauf au sud, si le ciel est inclément. Les étrangers séjournant plus d'une semaine à Méran sont taxés à 2 fr. 25 par semaine et par tête; le produit de cet impôt est destiné à payer l'orchestre et à subvenir aux frais du Casino et des promenades. Ces détails, purement matériels, ne sont pas inutiles à connaître, car c'est par l'installation seule que souvent les stations allemandes sont préférées aux nôtres par les étrangers. Enfin, la cure de raisin en automne, la cure de petit lait au printemps, l'une et l'autre facilitées par des approvisionnements suffisants et devenues fort à la mode, servent encore à faire affluer les étrangers dès septembre et les retiennent jusqu'en juin. J'aurai, plus loin, à m'expliquer sur ces moyens thérapeutiques, tellement en vogue en Suisse et en Allemagne et sur lesquels plusieurs brochures ont été écrites en français, notamment par le docteur Lombard, de Genève.

Ischl. 25 juin 1872.

Le chemin de fer qui relie l'Autriche à l'Italie par le Tyrol traverse pendant quelques lieues un angle du territoire appartenant à la Bavière; c'est dans ce recoin alpestre que se trouvent les bains de Reichenhall, établissement ayant pris un accroissement considérable, non par suite de la qualité des eaux, lesquelles n'ont rien d'extraordinaire, — elles sont chlorurées, salines comme bien d'autres, — mais par les ressources thérapeutiques qu'on a su y concentrer.

La source est sous terre, on ne la voit pas, et on n'en boit que peu. Elle est utilisée en bains dont la température, la durée et le degré de minéralisation varient suivant les cas. Il existe, en outre, une triple cloche pour bains à air comprimé, une salle d'aspiration, tantôt d'eau minérale pulvérisée, tantôt de vapeur d'eau simple chargée d'émanations d'aiguilles de pin sylvestre; enfin, on boit du petit-lait et le suc de plantes alpestres réputées dépuratives et antiscorbutiques.

Tous ces moyens thérapeutiques sont nettement exposés et leur emploi justifié dans la brochure du docteur von Liebig, fils du fameux professeur, médecin à Reichenhall. Mais comme la cure à Ischl est à peu près la même qu'à Reichenhall, nous nous occuperons en même temps de ces deux établissements.

Ischl, situé en Autriche, dans le Salzkammergut, entre Salzburg et Gmunden, près des lacs Wolfgangsee et Traunsee, est dans un site ravissant ; il offre beaucoup de ressources et mérite d'être visité par les Français désirant faire une cure thermale dans les montagnes tout en ayant l'occasion journalière de parler allemand, ce qui devient une nécessité dans notre éducation nationale.

Analysons les éléments de la cure que nous venons d'énumérer et qui s'appliquent, sauf l'air comprimé, aussi bien à Ischl qu'à Reichenhall.

1° L'appareil à air comprimé se compose de trois cloches communiquant ensemble par un couloir commun ; chacune d'elles peut contenir trois personnes ; la lumière pénètre par des vitres en verre très-épais. Un employé circulant au dehors de l'appareil en surveille constamment la marche ; il règle l'entrée de l'air comprimé de façon à ce que la pression, indiquée par un manomètre à mercure, ne dépasse pas 30 centimètres de hauteur, c'est-à-dire presque une demi-atmosphère. Chaque cloche possède un psychromètre placé en dedans de la vitre ; la température est maintenue à 20 ou 21 degrés centigrades. La différence entre les thermomètres humide et sec est de 1 degré, ce qui indique un état moyen d'hygrométrie.

On peut faire circuler de l'eau froide dans un double plafond de la cloche pour empêcher l'élévation de la température. Enfin, tout en maintenant la pression atmosphérique à 30 centimètres, on renouvelle l'air dans la proportion de 24 mètres cubes par personne et par heure, de sorte que la proportion d'acide carbonique contenu dans l'air ne dépasse un millième. Du reste, il est facile au surveillant de recueillir par un robinet un peu de l'air de l'appareil et de l'analyser au moyen de la baryte.

La durée d'une séance est généralement de deux heures. Les patients se trouvent à merveille pendant leur séjour sous la cloche ; l'inspiration est un peu plus rapide et plus profonde, l'expiration et le temps de repos plus prolongés ; la vitesse du pouls diminue ; la force musculaire augmente ainsi que la circulation veineuse. Sans insister sur les phénomènes physiologiques dont Foley a donné une description si exacte, je dirai seulement que le docteur von Liebig insiste sur l'utilité des bains d'air comprimé dans les cas d'asthme, anémie, chlorose, pneumonie caséeuse, adhérences pleurales, catarrhes récents et chroniques des bronches, enfin insuffisance de circulation veineuse. C'est principalement sur les asthmatiques qu'on a observé les succès les plus remarquables.

2° *Bains.* Les bains d'Ischl et de Reichenhall doivent leur propriété à l'eau minérale, qui renferme de 23 à 27 p. 100 de chlorure de sodium. Cette eau, nommée « soole », est mélangée à de l'eau ordinaire dans des proportions variables suivant les malades. A forte dose et à haute température, elle irrite la peau et provoque l'insomnie et la fatigue. A faible dose et à température moyenne, elle amène le calme et le bien-être, et peut ainsi être indiquée dans les maladies de la peau, eczéma, prurit, furoncles, et certaines affections de l'utérus, fluëurs blanches, métrite chronique, désordres de la menstruation.

3° *Salles d'inhalation.* Les salles d'inhalation sont mieux installées à Reichenhall qu'à Ischl. Au milieu de la salle est un bassin qu'on remplit chaque matin d'aiguilles de pins fraîches et hachées ; au fond du bassin est un tuyau amenant de la vapeur, laquelle pénètre dans la salle après s'être ainsi imprégnée des émanations sylvestres. L'air de la salle n'est jamais trop chaud, car des fenêtres sont ouvertes près du plafond. La séance d'aspiration de vapeur chargée de produits térébenthinés dure une heure ; puis vient une autre séance, d'une heure également, pendant laquelle de l'eau minérale chlorurée est pulvérisée par l'appareil Sales-Girons. La pulvérisation, étant faite dans une salle imprégnée de vapeur, n'a pas alors l'inconvénient qui lui est ordinaire de refroidir l'air par une évaporation trop grande et trop rapide. Je n'ai pas besoin de dire que c'est contre les maladies des voies respiratoires que les aspirations sont indiquées.

4° *Cure de petit-lait.* Le petit-lait se boit le matin à jeun, tiède et à la dose de trois verres ; il donne, au début de la cure, de la diarrhée et après quelques jours de la constipation, qui est combattue par la boisson d'un peu d'eau minérale. Ce moyen est très-vanté comme dépuratif et comme tonique, et son influence physiologique est basée sur la comparaison des éléments du sang et ceux du petit-lait. Voici les proportions, d'après Verdeil et Spirgatis :

Sodium.	26,46	6,78
Potassium..	10,36	36,22
Chlore.	37,52	31,00
Calcium.	2,06	4,59
Phosphate de chaux. . .	12,33	14,17

On prétend, en outre, que le petit-lait augmente l'appétit et les forces. On sait que les bergers des Alpes se nourrissent presque uniquement avec du petit-lait et du pain ; ils sont forts et vigoureux, malgré la simplicité de ce régime. Le petit-lait est ordonné aux anémiques, notamment aux phthisiques et aux enfants scrofuleux.

5° Der Krautersaft, ou suc de plantes alpestres, est indiqué en même temps et pour les mêmes cas que le petit-lait ; il est de couleur foncée et d'un goût amer. Il est tiré de quatre plantes, savoir : le leontodon taraxacum, le trifolium fibrinum, le sysimbrium nasturtium et la veronica beccabunga.

Nous employons en France, de la même manière et dans le même but, le jus de cresson.

Je termine ces lignes de la capitale d'Autriche. Dans ma prochaine lettre, je compte vous entretenir de l'Université de Vienne.

Agréez, etc.

UNE VISITE A L'UNIVERSITÉ DE VIENNE.

Wolotchisk (frontière austro-russe), 1er juillet 1872.

Je comptais me rendre en Russie par Pesth et Basiash en chemin de fer, puis continuer sur le Danube jusqu'à Galatz et enfin achever le voyage par mer entre Galatz et Odessa. Mais il paraît qu'il existe quelques cas de choléra à Odessa; les navires venant de ce port sont tenus en quarantaine à Galatz et le service des voyageurs vient d'être interrompu. Je me vois forcé à modifier mon itinéraire et à prendre le chemin de fer qui unit directement et sans interruption Vienne à Odessa, par Cracovie, Lemberg et Wolotchisk; je traverse ainsi la Pologne autrichienne, pays presque plat et monotone, dont les habitants paraissent assez misérables. En passant à Cracovie, je désire visiter les fameuses mines de sel de Wieliczka, les plus vastes du globe; mais impossible d'y pénétrer, car on chôme pendant trois jours : samedi, parce que c'est la fête des saints Pierre et Paul; dimanche, parce que c'est dimanche et lundi, je ne sais pourquoi. Il n'entre pas dans mes plans de chômer pendant trois jours, et je poursuis mon voyage. Ce pays paraît très-fertile; on y élève force bestiaux et chevaux; on en exporte des trains complets de cochons allant se faire manger en Allemagne. Mon voisin de route, Saxon d'origine habitant la Pologne, attribue la misère du peuple à son ignorance, à son asservissement au clergé et à son penchant pour l'ivrognerie par l'eau-de-vie.

Mes affaires m'appelant à Odessa dans le plus bref délai, je n'ai pu que faire une courte visite à Vienne; mais ayant eu précédemment l'occasion de m'y arrêter déjà une fois et connaissant comme comparaison plusieurs universités allemandes, je désire vous entretenir un peu de Vienne et de ce qu'on y dit de nous. L'École de médecine est en pleine prospérité; elle compte plus de quinze cents étudiants, et, parmi eux, des Russes, des Anglais, des Américains et quelques Suisses. Les professeurs les plus en réputation sont : Billroth (clinique chirurgicale), Bamberger et Düchek (clinique médicale), Hyrtl (anatomie), Sigmund (syphiliographie et balnéothérapie), Hebra (dermatologie), Braun (obstétrique), et toute une pléiade de jeunes professeurs ou *privat docent*. Les cliniques ont lieu dans l'Allegemeine Krankenhaus, vaste hôpital renfermant 2,500 lits, où tous les genres de maladies sont traités sans qu'il en résulte d'inconvénient, vu le développement considérable des bâtiments et surtout les dimensions des cours. Imaginez-vous la Pitié et la Salpêtrière réunis. Les cliniques n'ont pas toutes lieu à la même heure ; les unes sont faites le matin, les autres l'après-midi. En prévision de l'avenir, chaque Français instruit doit apprendre la langue allemande et connaître l'Allemagne ; dans nos circonstances actuelles, ne devons-nous pas donner la préférence à l'École de Vienne et engager les étudiants français à y faire un stage ? ils y seront bien accueillis, à condition toutefois d'être prudents sur le terrain politique, car, même en Autriche, la confiscation de notre province Alsace-Lorraine paraît toute naturelle. A ce propos, permettez-moi de vous rapporter ici la conversation que je viens d'avoir avec un éminent professeur de l'École de Vienne, dont les travaux et les ouvrages scientifiques sont connus et justement appréciés par les médecins français.

La première fois que j'eus l'occasion de rencontrer le professeur X..., c'était dans la cour de notre École de Paris, à l'époque du congrès médical et de la grande exposition internationale. Notre vénérable et illustre maître, le professeur Bouillaud, venait de prononcer le discours inaugural, dans lequel il disait, avec un peu trop de chauvinisme, que la réunion du congrès médical à Paris était un juste hommage rendu à la première nation du monde, et que la présence de ces nombreux médecins étrangers était la meilleure preuve de cette supériorité, la France marchant toujours en tête du mouvement scientifique. Au sortir de l'Amphithéâtre, j'entendis plusieurs médecins allemands causant ensemble et l'un d'eux prononçait ces mots avec animation : « Diese Franzosen sind immer die selbe ; das ist wohl arrogant uns zu sagen ; das sie sind alle und die andern nichts ». « Ces Français sont toujours les mêmes; il est vraiment arrogant de venir nous dire qu'ils sont tout et les autres rien. »

Je n'avais aucun droit à me mêler à la conversation, je passai: mais à la première occasion je m'informai du nom de celui qui parlait ainsi : c'était le professeur X... Je ne fis pas alors sa connaissance, mais seulement plus tard, à Vienne, il y a quatre ans. Aujourd'hui, après avoir parlé ensemble quelques instants, la conversation passa de la médecine à la politique; c'est une pente difficile à éviter à présent et, de plus, je désirais connaître l'opinion du professeur autrichien. « Les Français nous sont sympathiques, me dit-il, nous les admirons en bien des choses. La situation géographique de votre pays est unique. Il est le seul qui tienne à la fois à la mer du Nord, à l'Océan, à la Méditerranée et au Continent européen. Son climat, sa fertilité ses productions lui donnent des richesses refusées aux autres pays; la vivacité et l'intelligence de ses habitants les rendent propres à réaliser les progrès les plus rapides; mais vous avez un tort immense, vous avez en vous-même une confiance trop grande et vous ignorez ce qui se passe au dehors: vous ne connaissez pas assez les productions de la littérature et de la science étrangères: vous ne voyagez pas; aussi le gouvernement impérial a-t-il pu vous entraîner dans cette guerre en vous trompant et en se trompant lui-même sur les ressources de la France et sur la puissance de la Prusse. L'Allemagne a besoin de l'Alsace-Lorraine comme frontière pour être à l'abri d'un semblable coup de main. — Et que faites-vous, répondis-je, des sentiments des populations de ces provinces qui témoignent hautement de leur attachement pour la France? — Cela ne durera pas, répliqua le professeur. On leur donnera de bonnes écoles et des franchises municipales, ce qui les ralliera à la Prusse. »

Vous comprenez combien nous étions loin de nous entendre. Mon opinion est que la France doit se recueillir et apprendre; alors elle deviendra forte. L'Alsace-Lorraine conservera son patriotisme, et, en se rappelant l'exemple de Venise et de Milan, elle saura supporter un joug temporaire; elle attendra la délivrance, qui peut survenir aussi bien par la force des évènements que par celle des armées. La sagesse et les progrès de la France seraient capables de changer les circonstances et de modifier l'opinion publique des autres nations, peut-être même de l'Allemagne.

Pardonnez ces digressions, je sais que dans la GAZETTE MÉDICALE elles sont hors de cadre ; mon excuse est de reproduire ici l'opinion d'un médecin étranger sur un sujet qui, s'il n'est pas médical, ne nous en tient pas moins fort à cœur.

Passons à un tout autre thème; le choléra à Odessa et le système des quarantaines. Ce sera l'objet de ma prochaine lettre.

Veuillez agréer, etc.

LE CHOLÉRA A ODESSA ET LE SYSTÈME DES QUARANTAINES

Odessa, 20 juillet 1872.

L'épidémie de choléra asiatique qui s'était manifestée l'an dernier en Russie à Pétersbourg, à Moscou et dans plusieurs autres villes, après avoir presque disparu pendant l'hiver, a repris avec une nouvelle intensité, sans avoir cependant, à beaucoup près, les proportions des épidémies que nous avons eues à Paris, Toulon et Amiens par exemple. Les villes russes qui ont payé le plus lourd tribut au fléau cette année, dans le bassin de la mer Noire, sont : Kieff, Ekoterinoslaw, Cherson, Choten, Kichineff et Odessa. A la date du 25 juin (7 juillet), 2,625 personnes avaient été atteintes à Kieff seulement et le chiffre des décès s'était élevé à 1,229. Il n'est pas étonnant que la ville de Kieff ait présenté un nombre de cholériques plus élevé qu'ailleurs, car c'est la ville sainte, le La Mecque de la Russie ; une foule de pèlerins y viennent adorer les reliques des saints renfermées dans des galeries souterraines. La pauvreté, la saleté et les fatigues du voyage rendent ces malheureux particulièrement accessibles à subir l'influence de l'épidémie.

A Odessa, le choléra a fait moins de victimes, il en est à peine question dans la population aisée, vivant dans de bonnes conditions hygiéniques ; le fléau recrute ses victimes presque uniquement dans le quartier de la Moldavenka, habité par la basse classe, par les **juifs**, par les ouvriers et par les charretiers russes ; ceux-ci, à cause du carême des saints Pierre et Paul, se nourrissent pendant les chaleurs de l'été avec des concombres, des groseilles à maquereau et du poisson plus ou moins avarié ; ils boivent beaucoup d'eau de très-mauvaise qualité (car à Odessa l'eau manque jusqu'à ce que le canal du Dniester soit terminé), une boisson fermentée fabriquée avec du pain noir et des pommes et enfin de l'eau-de-vie de grains. De sorte que si l'on devait s'étonner de quelque chose, ce serait plutôt de ne pas avoir à constater une mortalité plus considérable. Il est vrai que certaines conditions inhérentes à la vie russe sont heureusement défavorables à la propagation des germes épidémiques. Les maisons sont composées d'un rez-de-chaussée seulement, ou tout au plus de deux étages au-dessus ; chacune d'elles renferme un petit nombre d'habitants. Les rues sont en droite ligne et ont presque toutes de 30 à 40 mètres de largeur. Enfin on transporte à un hôpital spécial, isolé et bien aéré, les cholériques demeurant en ville ; et au lazaret les quelques rares marins atteints par le mal dans le port même, à bord des navires qui y sont amarrés.

Le système adopté pour la quarantaine est intéressant à connaître. Il y a peu d'années, le mouvement des voyageurs venant en Russie était restreint ; le mode de transport par voie de terre, dans ces charrettes de poste découvertes et non suspendues, était horriblement fatiguant ; quant à la voie de mer, elle entraînait des ennuis et des longueurs par la nécessité de subir la quarantaine. Jusqu'au mois de mai 1856, la quarantaine était générale ; c'est-à-dire que tous les passagers, sans exception, étaient soumis à une inspection sanitaire et à un internement de dix à vingt jours dans les bâtiments de la quarantaine. Un vigneron français, établi en Crimée, me racontait qu'en arrivant à Odessa, en 1847 ou 48, on le fit débarquer avec sa famille et tous les autres passagers sur le quai, à dix heures du matin ; puis aussitôt on retira la planche qui avait établi une communication entre le navire et la terre. Les passagers, surveillés par les soldats de la quarantaine, durent rester sans manger ni boire, au grand soleil, jusqu'à quatre heures de l'après-midi ; enfin, entourés par une haie de factionnaires, ils furent conduits à la salle d'inspection de la quarantaine ; là, un médecin les interrogea et les inspecta sans les toucher, mais après les avoir fait mettre dans la tenue de jeunes conscrits au conseil de révision. On retira aux passagers tous leurs effets et ils durent se revêtir d'une chemise grossière et d'une capote de soldat russe ; leurs vêtements ne leur furent rendus, après purification, que vingt-quatre heures plus tard, l'internement dura quinze jours, quoiqu'il n'y eût aucune épidémie ni en Russie ni dans aucun des ports auxquels le navire avait abordé.

Le docteur Diettrich, médecin directeur, et le docteur Meyer, médecin en chef, ont eu l'obligeance de me faire visiter les bâtiments affectés au service de la quarantaine et de me fournir les renseignements suivants :

La quarantaine obligatoire et générale, quel que fût l'état sanitaire, a été abolie seulement en mai 1856, pour faciliter l'évacuation complète de l'armée de Crimée. Cette disposition fut appliquée par ordre du ministre en date du 31 août de la même année pour toutes les provenances de la mer Noire; mais, par suite de l'apparition d'une maladie qui s'était déclarée à Bengoze (Anatolie), et présentant quelque rapport avec la peste, la quarantaine fut rétablie le 16 juin 1858, avec les dispositions suivantes :

1° Tous les navires provenant des ports de Turquie dépourvus de consuls ou n'ayant pas la patente nette, étaient tenus à une quarantaine de cinq jours ;

2° Les provenances d'Afrique, même après une quarantaine de quinze jours à Constantinople, subissaient une observation de huit jours ;

3° Les bâtiments venant de l'étranger et ayant des malades typhiques à bord étaient mis en quarantaine avec purification, alors même qu'ils apportaient de Constantinople une patente nette.

Ces mesures subsistèrent jusqu'en février 1860, c'est-à-dire jusqu'au moment où tous les ports turcs furent déclarés sains. La quarantaine ne fut plus exigée à Odessa pendant les quatre années suivantes. Mais le 24 juin 1865, une épidémie de choléra ayant été signalée en Égypte et à Constantinople, les navires de ces provenances furent tenus à une observation de dix jours; le 12 octobre de la même année, la quarantaine fut levée. En 1866, malgré quelques cas de choléra à Constantinople, on ne mit à Odessa aucune entrave à la libre pratique.

En 1870, on exigea une période d'observation pour les passagers et l'assainissement des navires ayant des varioleux à bord ; ceux-ci étaient transportés au lazaret; les vaisseaux ayant patente nette et point de malades étaient libres. En 1871, choléra à Tanganrog, Rostow, Cherson et Nicolaïeff; leurs provenances étaient soumises à une visite hygiénique, les navires qui avaient des malades étaient seuls tenus à une observation de sept jours. Enfin, en 1872, comme le choléra existe à Odessa, les navires sont tous admis en libre pratique, mais les individus atteints par le fléau à bord sont reçus dans les bâtiments de la quarantaine, et les navires qui les ont transportés sont purifiés.

Le service de la quarantaine à Odessa a été organisé au moyen : 1° de constructions considérables ; 2° d'un personnel nombreux. Les bâtiments sont composés de maisonnettes contiguës mais isolées ayant une façade sur la cour d'entrée, et une autre sur de petits jardinets donnant sur un vaste préau ; le quartier de la quarantaine d'observation est séparé du quartier spécial aux pestiférés par le cimetière; il existe, en outre, des maisons destinées à la purification des effets, à l'emmagasinage des marchandises, aux logements des employés, etc. Tout cela a dû coûter beaucoup, car les logements sont bien aérés, commodes et solidement établis, mais ils sont délabrés. C'est assez l'habitude en Russie de ne rien épargner pour l'établissement des services publics, mais d'en négliger l'entretien annuel, excepté dans les deux capitales: je doute que ce soit là un système bien économique.

Le personnel est ainsi composé :

Un médecin, chef de circuit (le circuit comprend Odessa, Charkoff et Ackerman), un médecin supérieur, deux médecins adjoints, un directeur des bâtiments quarantenaires, un capitaine de police sanitaire du port ayant deux adjoints, quatre commissaires, deux interprètes, un chef de la chancellerie médicale, un chef de la chancellerie administrative, un chef de la chancellerie du capitaine du port, plusieurs employés subalternes, deux cent trente gardiens militaires de la quarantaine commandés par un colonel et quatre officiers.

Les employés qui sont privés provisoirement de la circulation et tenus, pour cause de service, eux-mêmes en quarantaine, reçoivent une solde double. En cas de peste, chaque mois de service compte comme une année entière, et si l'employé meurt, sa famille jouit de grands priviléges (les dernières épidémies de peste ont eu lieu en 1828 et en 1837). On cite un employé qui, d'après ce système de compter, jouit d'une pension de retraite calculée sur cent vingt années de service. Les directeurs et les médecins en chef sont toujours hors de la quarantaine ; l'un des médecins adjoints et un des sous-commissaires sont, en cas d'épidémie, tenus dans la quarantaine.

Le budget du service quarantenaire est de vingt mille roubles (soixante-dix mille francs), non compris la solde et l'entretien du bataillon de milice quarantenaire, lequel n'a rien à faire avec la douane. La caserne de la garde quarantenaire et les soldats eux-mêmes sont tellement sales, qu'ils pourraient, en cas d'épidémie, devenir un foyer d'infection et de propagation cholérique.

Les passagers tenus en quarantaine paient trente copecks par jour pour la chambre et, de plus, trente copecks pour le gardien ; ils doivent, en outre, subvenir à leur nourriture et à celle du gardien.

Les bâtiments de la quarantaine n'ont pas servi depuis 1870, sauf dans ces derniers jours pour quatre matelots cholériques qui y sont morts.

J'ajouterai qu'en moyenne trente passagers par jour débarquent dans le port d'Odessa, tandis qu'il arrive quatre cents voyageurs par chemin de fer entrant en ville en toute liberté. Cela prouve que les moyens rapides de communication actuelle rendent illusoire l'utilité du système quarantenaire. Pourquoi imposer de telles sujétions à un passager venant par mer, tandis que celui qui a pris le chemin de fer, et arrive ainsi plus rapidement du foyer de contagion, est exempté des plus simples mesures hygiéniques ?

L'article 4 de la convention sanitaire internationale, en date du 27 mars 1853, disait : « Pour le choléra, les provenances des lieux où régnera cette maladie pourront être soumises à une quarantaine d'observation de cinq jours pleins, y compris le temps de la traversée. Quant aux provenances des lieux voisins ou intermédiaires notoirement compromis, elles pourront être soumises à une quarantaine d'observation de trois jours, y compris la durée de la traversée... Les mesures d'hygiène seront obligatoires dans tous les cas et contre toutes les maladies. » Ce réglement était sage et d'une application facile; mais la conférence réunie en 1866, à Constantinople, adopta un système beaucoup plus sévère, malgré des prémices qui ne le faisaient pas prévoir, car elle admettait que « la période d'incubation, c'est-à-dire le temps écoulé entre le moment où un individu a pu contracter l'intoxication cholérique et le début de la diarrhée prémonitoire ou du choléra confirmé ne dépasse pas quelques jours... Il paraît démontré par l'expérience que les déjections des cholériques renferment le principe générateur du choléra... L'assainissement des villes est un moyen préventif de premier ordre... La désinfection sur place et l'enlèvement immédiat des matières est une mesure hygiénique d'une importance capitale. » Puis, au lieu d'insister surtout sur l'application de ces sages préceptes d'hygiène, la conférence réclame « dix jours pleins de quarantaine pour les personnes venant par mer d'un lieu contaminé, à partir du moment de leur entrée au lazaret, et huit jours pleins pour toutes les provenances par terre. »

Ces réglements ne sont plus possibles avec l'immense circulation par chemin de fer. Qu'en résulte-t-il? Cette année, la Turquie, pour se prémunir du choléra, régnant en Russie, a établi une quarantaine de dix jours pleins, à Sulina pour les navires se rendant sur le Danube; au Bosphore pour ceux en destination de Constantinople; à Batoum pour ceux qui viennent des ports du Caucase, quoique le choléra n'existe ni à Tiflis, ni à Poti. En conséquence, le service à vapeur entre Galatz et Odessa a été supprimé, le voyage par mer à Constantinople rendu fort long et ennuyeux, et tout cela sans grande utilité, car rien n'empêche les voyageurs de sortir par centaines de Russie, en prenant le chemin de fer de Wolociska (frontière austro-russe), et de gagner Constantinople par Vienne et Basiach, comme vient de le faire l'ambassadeur de Russie près la Sublime Porte. Bientôt, le chemin qui reliera Kicheneff à Jassy sera terminé, et le trajet considérablement abrégé. Le système de quarantaine devient donc de plus en plus inefficace; il occasionne des entraves et des ennuis qui ne sont pas compensés par un effet utile. La rapidité des voies de communication et le grand nombre de voyageurs rendent, en Europe, l'isolement des foyers d'infection impossible; le système des quarantaines a fait son temps.

Il est urgent d'insister seulement, mais alors avec une vigilance d'autant plus active, sur les mesures hygiéniques dans les centres de population.

L'ENSEIGNEMENT CLINIQUE EN ALLEMAGNE.

Paris, 13 août 1872.

Les Universités médicales et les travaux scientifiques de l'Allemagne ont été diversement appréciés dans notre pays. Bien peu de médecins et de savants français s'en occupaient, il y a quelques années ; ils ignoraient la langue allemande, n'allaient pas étudier, se mettre sur les bancs des Facultés étrangères, pas plus en Allemagne qu'en Angleterre ; et, sauf de rares exceptions, le mouvement scientifique était limité à la frontière ; il existait pour ainsi dire un système de protection, pour les produits de l'intelligence comme pour ceux du commerce.

A ce mode essentiellement exclusioniste, a succédé un système tout opposé ; il s'est manifesté dans la jeune génération médicale, ou du moins parmi plusieurs de ceux qui en forment l'élite, un engouement, un culte pour tout ce qui était d'outre-Rhin. A les entendre, la France ne produisait plus rien, l'Allemagne seule, l'Allemagne marchait à la tête du progrès ; bientôt, nous avons été inondés de traductions d'ouvrages tudesques, on demandait à introduire dans toutes nos écoles le plan adopté par les Universités allemandes, aussi bien comme installation des laboratoires que comme direction des études. Cette réaction a été fort utile, elle nous a obligés à secouer notre engourdissement, à regarder autour de nous, à rechercher la réalisation de progrès très-désirables. Alors que ce mouvement s'accentuait de plus en plus, la guerre est survenue, et à la suite des malheurs qui plongent notre pays dans le deuil, il se manifeste une tendance consistant à nous renfermer dans notre cercle et à interrompre tout échange scientifique avec l'Allemagne. Ne vaut-il pas mieux, maintenant plus que jamais, étudier, scruter tout, pour nous assimiler ce qui est bon et le perfectionner, le mettre en relief avec la vivacité et la clarté propres à l'esprit français ?

Notre enseignement médical est, sous bien des rapports, mieux organisé que celui d'aucun autre pays; mais il doit ne se refuser à aucun progrès et aspirer à reprendre le premier rang.

En ce qui concerne particulièrement la clinique, le système adopté dans plusieurs des principales écoles allemandes a des inconvénients considérables. La valeur personnelle de quelques professeurs, l'organisation des laboratoires leur a fait une grande réputation, mais tout n'y est point parfait.

Sans parler des Universités fondées dans des villes peu peuplées et ayant, par conséquent, un nombre insuffisant de malades dans les hôpitaux pour l'enseignement clinique, voyons ce qui se passait à Berlin il y a trois ans (je suppose que cela n'a pas changé depuis lors).

L'hôpital de la Charité renferme tous les services de clinique médicale et de plus l'Institut pathologique de Virchow; les cours d'anatomie et d'histologie pathologique du célèbre professeur sont très-suivis, très-instructifs; le professeur s'exprime avec une parfaite clarté, il sait être à la fois vulgarisateur et profond; il fait alternativement un cours didactique et une leçon sur les cas d'anatomie pathologique fournis par les autopsies faites à l'hôpital; son enseignement s'adresse aussi bien aux commençants qu'à ceux qui sont entrés plus avant dans le domaine scientifique. Après la leçon, Virchow reste quelques instants dans la salle et se prête avec bienveillance aux questions et aux éclaircissements que chaque élève ou assistant désire lui demander.

La clinique médicale de Frerichs et celle de Traube réunissent à peu près le même nombre d'auditeurs et sont organisées de la même manière; un ou deux malades sont amenés à l'amphithéâtre. Le professeur appelle un élève, le questionne sur le malade qui doit faire le sujet de la leçon: l'étudiant n'a jamais vu le patient auparavant, lui adresse rapidement deux ou trois questions, mais n'a pas le temps de l'examiner suffisamment, en sorte qu'il pose un diagnostic un peu au hasard; le professeur commence alors sa clinique en demandant de temps à autre à l'étudiant si son opinion est conforme; celui-ci n'en a aucune et, naturellement, s'incline en signe d'acquiescement.

La leçon est généralement intéressante et fort instructive pour les auditeurs ; quand elle est finie, le malade est reconduit dans la salle, et l'élève qui était sur la sellette regagne sa place. Quelquefois, la séance se termine par la présentation de pièces anatomiques provenant d'un sujet ayant fait précédemment l'objet d'une des leçons ; tout cela a lieu dans l'amphithéâtre de clinique. Sauf quelques rares exceptions, les étudiants ne pénètrent pas dans les salles des malades, ils ne peuvent pas revoir et étudier ensuite journellement les diverses phases pathologiques chez les patients qui ont été l'objet d'une clinique.

C'est là un inconvénient énorme, qui existe également dans l'hôpital dirigé par le professeur Langenbeck ; ce chirurgien expose et pratique fort habilement les opérations, donne ses consultations aux malades du dehors devant les étudiants, signale les cas intéressants, leur diagnostic, leur traitement, le manuel opératoire ; mais tout se passe à l'amphithéâtre ; les étudiants ont bien la ressource d'aller visiter en ville les malades venus à la consultation, mais cela est insuffisant, car l'accès des salles leur est interdit.

Pour l'hôpital de la Charité, le service des autopsies est centralisé entre les mains de Virchow et de ses préparateurs ; les professeurs de clinique n'y assistent presque jamais. Le protocole des nécropsies est rédigé par les aides d'anatomie qui n'ont pas vu les sujets pendant leur vie ; ce n'est que par hasard, et s'il se trouve juste au moment propice, qu'un des auditeurs des cliniques médicales verra pratiquer l'autopsie d'un malade au sujet duquel il a entendu une leçon : encore ignore-t-il ce qui s'est passé entre le jour de la leçon et celui du décès. Quant aux modifications quotidiennes qui ont dû être introduites dans le traitement des fiévreux ; quant aux services des pansements des blessés, cela est ignoré de la masse des étudiants, cela est pratiqué à huis-clos ; et ce système n'existe pas seulement à Berlin, mais aussi dans plusieurs autres Universités.

Comment s'étonner ensuite que de jeunes médecins allemands, très-forts en micrographie, en histologie et en théorie médicale, soient embarrassés dans les cas les plus élémentaires de la pratique quotidienne ?

Il est vrai que les choses ne se passent pas toujours de même ; ainsi à Leipzig, Wunderlich fait au lit des malades une clinique à la fois savante et pratique ; puis il parcourt·la salle en appelant l'attention des élèves sur les malades qui ont été le thème des précédentes leçons ; de plus, à la salle d'autopsie, il ajoute quelques judicieuses observations de clinicien à la description donnée par Wagner, le célèbre professeur d'anatomie pathologique, sur les lésions cadavériques. Quoi qu'il en soit, je n'ai vu, dans aucune université, une institution aussi utile que l'externat et l'internat de nos hôpitaux, système qui permet à un si grand nombre d'étudiants de se former, d'examiner journellement des malades de tous genres, à toutes les périodes de leurs affections morbides, et de pratiquer les autopsies sous le regard et avec le concours de leurs chefs, prêts à les aider de leurs conseils et de leur expérience.

En résumé, par la création des laboratoires, par la multiplicité et la variété des services hospitaliers et en ayant soin de maintenir son niveau, de ne négliger aucun des progrès accomplis au dehors, d'encourager, autant que possible, un stage de nos jeunes médecins à l'étranger, l'Ecole française n'a point à redouter un examen comparatif avec les Universités allemandes les plus renommées.

FIN.

www.ingramcontent.com/pod-product-compliance
Ingram Content Group UK Ltd.
Pitfield, Milton Keynes, MK11 3LW, UK
UKHW031756170726
13836UKWH00003B/1002